Extrait du Bulletin Médical des 21 et 25 février 1914.

# LA QUESTION

## DU

# MARIAGE DES SYPHILITIQUES

PAR

## M. le docteur L. BROCQ

PARIS
IMPRIMERIE TYPOGRAPHIQUE R. TANCRÈDE
15, rue de Verneuil, 15

1914

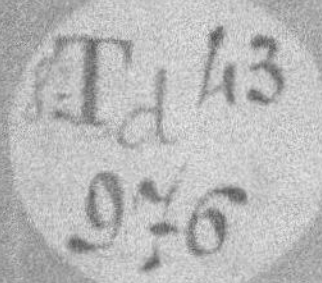

Extrait du Bulletin Médical des 21 et 25 février 1914.

*Extrait du* BULLETIN MÉDICAL, *des 21 et 25 février 1914.*



# LA QUESTION

## DU

# MARIAGE DES SYPHILITIQUES

PAR

## M. le docteur L. BROCQ

* * *

PARIS

IMPRIMERIE TYPOGRAPHIQUE R. TANCRÈDE

15, rue de Verneuil, 15

1914

# LA QUESTION DU MARIAGE DES SYPHILITIQUES



Quelques médecins m'ont fait, dans ces derniers temps, le grand honneur de me demander mon opinion sur le mariage des syphilitiques, si je pensais qu'un syphilitique pût se marier, et dans quelles conditions. Ils m'ont vivement engagé à faire connaître mes idées sur ce si difficile sujet, ajoutant qu'il était indispensable de provoquer une discussion sur ce point, car les praticiens ne savent plus quelle conduite tenir.

C'est qu'en effet, depuis la vaste enquête ouverte par M. le D<sup>r</sup> Civatte en 1907 (1), des faits nouveaux sont venus bouleverser la plupart des notions acquises. La réaction de Wassermann d'une part, d'autre part l'introduction dans la thérapeutique de la syphilis des nouveaux composés arsenicaux ont totalement révolutionné cette importante partie de la médecine.

Les vieilles lois formulées à la suite d'une longue observation des faits cliniques doivent certainement être modifiées. Il s'agit de savoir si dès maintenant nous sommes autorisés à le faire, si dès maintenant nous devons substituer des règles bien établies aux anciennes prescriptions, et dans le cas contraire quelles modifications provisoires nous pouvons faire subir à notre ancien code des syphilitiques.

**

Depuis trente-cinq ans l'étude de la syphilis a fait d'énormes progrès. Le dernier quart du siècle qui vient de finir a vu s'édifier la syphilis héréditaire, rattacher à la vérole nombre de lésions viscérales dont la pathogénie jusqu'alors était restée inconnue, préciser le traitement de cette affec-

---

(1) A quelles conditions peut-on autoriser le mariage des syphilitiques (*Annales de derm. et de syphil.*, déc. 1907, p. 734

tion par les diverses injections solubles et insolubles, intra-musculaires, intra-veineuses, etc. Mais depuis le début du siècle actuel on a fait plus encore : on a trouvé le tréponème ; on a fondé la syphilis expérimentale ; on a remis en lumière la valeur considérable de l'arsenic comme médicament antisyphilitique (1) ; après une série de recherches géniales, Ehrlich a créé le salvarsan, et à sa suite d'autres chimistes ont introduit dans la thérapeutique des médicaments du même ordre ; on nous a enfin, avec la réaction de Wassermann et avec les diverses méthodes qui en sont issues, donné un moyen de déceler l'existence de la syphilis alors que tout symptôme clinique fait défaut.

On connaît donc maintenant toute l'importance de la syphilis dans la pathologie ; on sait quels désastres elle peut produire chez l'individu et dans la famille ; mais, en outre, pendant ces dernières années, nous avons assisté à la vulgarisation et à la pénétration dans le grand public de ces notions qui auraient dû peut être rester plus exclusivement dans le domaine médical : nos clients sont actuellement au courant de tous les méfaits de la vérole : ils les connaissent d'une manière schématique et par suite erronée. La campagne de propagande contre les maladies vénériennes, menée par certains médecins, a abouti, comme il fallait s'y attendre, à jeter l'effroi et le désarroi complet dans l'esprit de ceux qui en sont atteints, mais n'a nullement empêché de les contracter ceux qui ont été avertis du danger qu'ils couraient en s'y exposant. L'étude plus minutieuse qu'on a faite des conséquences possibles ultérieures de la syphilis, la publication de cas malheureux, qu'on n'a pas suffisamment qualifié d'insolites, comme on aurait dû le faire, ont créé chez certains médecins et chez beaucoup de malades un état d'esprit particulier qui a abouti à la thèse de *l'inaptitude absolue au mariage de tout sujet qui a eu la syphilis.*

---

(1) Qu'on me permette, puisque ce point de l'histoire du traitement de la syphilis est oublié de tous, de rappeler que c'est nous qui les premiers, avec notre élève M. le D<sup>r</sup> Civatte et notre collaborateur M. Fraisse, en 1901, avons préconisé les injections de cacodylate de soude associé au biiodure de mercure contre la syphilis.

*Donc, pour cette école tout individu qui a contracté la vérole ne doit jamais se marier.*

Par contre, depuis l'introduction des derniers composés arsenicaux dans la thérapeutique, nombre de syphiligraphes ont conçu de grands espoirs. Malgré l'échec de la *sterilisatio magna* rêvée par Ehrlich et ses premiers collaborateurs, ils sont convaincus de la possibilité de guérir radicalement la syphilis en la traitant dès que l'accident primitif est reconnu, avant l'apparition des accidents secondaires. Il convient d'ailleurs de proclamer bien haut que d'excellents esprits, tels que Lenglet, Hallopeau, etc., avant même la découverte du salvarsan, avaient espéré obtenir ce résultat en agissant localement sur le chancre en même temps qu'ils instituaient une médication générale intensive par les composés mercuriels et arsenicaux.

Ces espoirs semblent, à l'heure actuelle, avoir été confirmés d'une part par l'observation incessante de malades ainsi traités dès le début de l'infection qui sont, depuis lors, restés indemnes de tout accident, et dont le Wassermann a toujours été complètement négatif, d'autre part par quelques cas paraissant être réellement probants de réinfection syphilitique.

Les conséquences de ces faits majeurs n'ont pu se faire longtemps attendre : *dès maintenant, certains syphiligraphes réclament pour les syphilitiques qui ont été ainsi traités le droit au mariage quelques mois à peine après la constatation de l'accident primitif.*

Voilà donc nos vieilles idées sur le mariage des syphilitiques singulièrement bouleversées, et le praticien se trouve bien embarrassé quand un malade vient lui demander son avis sur cette question. Et cependant il doit répondre; il n'a pas le droit de se récuser, et l'avis qu'il donnera sera d'une importance capitale pour la famille et pour la société.

Dans l'état actuel de la science que peut-on dire en toute conscience aux intéressés? C'est ce que nous allons examiner.

Première question.

*Ecartons d'abord résolument la première opinion : celle qui interdit le mariage à tout syphilitique.*

Nous ne faisons ici ni de la philosophie, ni surtout de la littérature ; nous nous efforçons d'envisager la question en médecin et purement en médecin.

Or, voici comment elle se pose à ce point de vue.

Un ancien syphilitique engendre-t-il toujours des hérédo-syphilitiques nets ou même des tarés ? Tout praticien répondra par la négative.

Un ancien syphilitique, qui a été bien traité, même avec les seules méthodes anciennes, et qui a suivi des principes d'hygiène, engendre-t-il souvent des hérédo-syphilitiques nets ou même des tarés ? Il est extrêmement rare qu'il engendre des hérédo-syphilitiques nets : on peut même dire que s'il se conforme aux prescriptions édictées par la majorité des syphiligraphes (voir l'enquête de Civatte), il n'engendre pour ainsi dire jamais d'hérédo-syphilitiques nets et fort rarement des tarés. Tous les praticiens ont dans leur clientèle de superbes familles constituées par des enfants sains, vigoureux, dont le chef a eu la syphilis avant son mariage.

Il est certain, d'autre part, que si un syphilitique ne se conforme à aucune prescription d'hygiène, s'il boit de l'alcool, s'il fume, s'il se surmène, s'il ne veut pas se traiter, on doit lui conseiller formellement de ne pas se marier. Mais cette dernière hypothèse est en dehors de la question que nous examinons en ce moment.

La question, je le répète, est la suivante : doit-on empêcher tout syphilitique, même si son hygiène générale est bonne, même s'il a été bien traité, de se marier et de créer une famille ?

Je ne saurais trop le redire, *considérée au point de vue médical* cette interdiction absolue ne peut, à mon sens, se soutenir puisque les statistiques montrent qu'il est extrêmement rare qu'un sujet syphilitique, fidèle à de rigoureux principes d'hygiène et bien traité, ne puisse pas créer une famille saine. Il est vrai qu'il y a quelques exceptions, mais elles sont d'une extrême rareté, et dès lors, pratiquement, on ne peut s'appuyer sur elles pour frapper d'ostracisme tous les syphilitiques.

On peut objecter que personne n'est obligé de se marier, et que du moment qu'il n'y a pas pour un ancien syphilitique *certitude absolue* de procréer des enfants parfaitement sains, il doit s'abstenir de fonder une famille. Nous retombons ici dans ces discussions philosophiques et morales que nous ne pouvons, que nous ne devons pas aborder.

Encore une fois, nous n'avons à traiter cette question qu'au point de vue médical, c'est-à-dire comme on envisage une médication ou une opération chirurgicale quelconque. Etant donné le pourcentage des succès d'une opération dans telles ou telles conditions, est-on autorisé à la conseiller? Etant donné le pourcentage des familles saines créées par des syphilitiques placés dans telles et telles conditions, est-on autorisé à permettre le mariage à des sujets qui se présentent dans des conditions identiques?

Ce qui veut dire, par conséquent, que nous recommandons de ne pas permettre le mariage aux anciens syphilitiques tarés, à ceux qui ont des symptômes de tabes ou de paralysie générale au début, à ceux qui ont de l'albuminurie persistante, à ceux qui ont des affections de l'aorte et des vaisseaux, à ceux qui ont de la leucoplasie et qui ne veulent pas cesser de fumer, aux alcooliques, à ceux qui ont été incomplètement soignés et qui ne veulent pas s'astreindre à suivre un traitement suffisant avant leur mariage. Nous parlerons plus loin de la question du Wassermann.

Ces réserves faites, nous estimons très sincèrement que, *médicalement parlant*, on n'est pas autorisé à refuser la permission de se marier à un ancien syphilitique qui s'est régulièrement traité, qui se conforme à une hygiène sévère, et qui ne présente aucune tare.

Deuxième question.

Nous abordons maintenant la partie la plus délicate de cette étude. *Peut-on, en se servant des nouveaux produits arsenicaux, permettre aux syphilitiques de se marier avant les dates anciennement fixées ?*

La question est fort complexe, et il nous faut sérier les faits : on ne saurait être trop précis en pareille matière.

1re Hypothèse. — Le malade a été soigné dès le début de l'infection; il a suivi jour par jour l'apparition et le développement de son chancre; il l'a tout de suite montré à un médecin, et, dès qu'on a pu établir un diagnostic précis, soit par la découverte du treponema pallidum, soit par la constatation de caractères objectifs pathognomoniques, on a institué le traitement par le dioxydiamidoarsénobenzol avant l'apparition de tout accident d'infection généralisée.

Le traitement par l'arsénobenzol a été suivi suivant les règles communément admises ; on a injecté par exemple, d'après le poids de l'individu de, 2 gr. à 3 gr. de salvarsan, de 3 gr. à 4 gr. de néosalvarsan dans une première série d'injections (1). Il n'y a jamais eu d'accidents secondaires; la réaction de Wassermann n'a jamais été positive. Que doit-on faire chez un pareil malade? Et peut on lui permettre de se marier cinq ou six mois après l'apparition de son chancre ?

On sait que certains faits, fort discutés d'ailleurs, niés par beaucoup de syphiligraphes, admis par d'autres, semblent prouver que des sujets traités dès l'apparition de leur chancre par l'arsénobenzol peuvent contracter de nouveau la syphilis. Ce serait là une preuve assez convaincante de la possibilité de guérir complètement cette affection par les méthodes nouvelles, et par suite ce serait un argument de la plus haute valeur en faveur du mariage précoce des su-

_____

(1) Nous injections primitivement des doses moindres ; l'expérience nous a appris que les faibles doses d'arsénobenzol pouvaient être fort dangereuses, et nous avons pris le parti, dans ces derniers temps, d'augmenter d'au moins un tiers les doses injectées à chaque série.

jets qui ont été ainsi traités. Puisqu'ils peuvent reprendre la vérole, c'est que leur première infection a été complètement éteinte ; puisqu'ils sont guéris, pourquoi les empêcher de se marier tout de suite?

Ces raisonnements paraissent irréfutables au premier abord. Malheureusement il n'en est plus ainsi quand on les examine de près.

Est-on vraiment bien sûr qu'un sujet placé dans les conditions que nous avons schématisées plus haut soit radicalement guéri de son infection après une série d'injections d'arsénobenzol ?

Oui ! répond-on, et pour les raisons suivantes :

1° Parce qu'il n'a jamais eu d'accidents d'infection générale ;

2° Parce que son Wassermann est resté toujours négatif;

3° Parce qu'il est susceptible de reprendre la syphilis.

Reprenons chacun de ces arguments.

1° *Le sujet n'a jamais eu d'accidents d'infection générale.*

Nous savons que certains sujets jeunes, ayant vraiment contracté la syphilis, ayant eu un chancre caractéristique, peuvent, même sans traitement aucun, ne pas avoir d'accidents secondaires visibles, et peuvent après plusieurs années, parfois après vingt ou trente ans pendant lesquels ils sont restés en apparence indemnes, avoir des accidents tertiaires. Ces mêmes sujets, après une période de calme de quelques mois et même de un à deux ans après le chancre, peuvent, sous des influences diverses, présenter des accidents dits secondaires, et surtout des érosions contagieuses des muqueuses. Ils peuvent, sans avoir eu d'accidents secondaires visibles, s'ils se marient, infecter leur femme et avoir des enfants mort-nés ou hérédo-syphilitiques.

L'absence d'accidents secondaires objectivement appréciables chez un sujet contaminé et traité est donc un argument sérieux en faveur de la bénignité apparente de l'infection, peut-être même en faveur de la guérison, mais ne constitue pas une preuve décisive de cette guérison.

2- *Parce que le Wassermann est resté toujours négatif.*

Certes, quand la réaction de Wassermann est négative et reste négative pendant plusieurs mois, cela constitue un bon argument en faveur de la non existence d'une infection syphilitique générale, surtout quand on recherche cette réaction à la fois dans le sang et dans le liquide céphalo-rachidien du sujet. Mais est-ce une preuve absolue de cette absence d'infection ? Nous avons tous vu des cas, fort rares je le veux bien, incontestables cependant, dans lesquels des accidents syphilitiques, dits autrefois secondo tertiaires ou tertiaires, et des plus nets, coïncidaient avec un Wassermann négatif.

Mais ce n'est pas tout; des faits indiscutables prouvent qu'après être resté pendant fort longtemps négatif à la suite d'un traitement par l'arsénobenzol, le Wassermann peut redevenir positif après un an, deux ans même, et des accidents syphilitiques peuvent alors de nouveau se produire.

Ces faits, quelque exceptionnels qu'ils soient, nous paraissent décisifs. On veut que des syphilitiques traités dès le début par l'arsénobenzol puissent se marier au bout de quelques mois pourvu qu'ils aient un Wassermann négatif. Or, il n'est pas sûr que l'on ait donné à cette réaction tout le temps voulu pour qu'elle puisse se produire. Bien plus, par une inconséquence que nous devons relever, certains des partisans du mariage précoce des syphilitiques ne se contentent pas dans ces cas de faire une série d'injections d'arsénobenzol, ils répètent ces séries pour être plus sûrs (!!) de l'absolue guérison. Dès lors, le Wassermann *ne peut pas* devenir positif avant l'époque fixée pour le mariage ! Est-on bien sûr qu'il ne le deviendra pas dans quelques mois ?

Et pourquoi ces nouvelles séries ? De deux choses l'une : ou bien le malade a été complétement et radicalement guéri par la médication abortive intensive que l'on a instituée, et l'on n'a nul besoin de continuer un traitement qui, quoique l'on en dise, peut exercer un mauvais effet sur l'organisme ; ou bien le malade n'a pas été complétement stérilisé, et alors pourquoi veut-on lui permettre de se marier hâtivement alors qu'on ne sait pas à quelle époque son infection sera suffisamment modifiée pour qu'il puisse le faire sans inconvénient?

Il ne faut cependant pas être par trop pessimiste, et il convient de déclarer bien haut que lorsqu'un sujet vigoureusement traité dès l'apparition du chancre, avant que le Wassermann ne soit devenu positif, ne voit apparaître aucun accident suspect et conserve un Wassermann négatif pendant plusieurs mois après la cessation de tout traitement, il y a de très fortes chances pour qu'il soit définitivement guéri de sa maladie. Ces chances de complète guérison augmentent bien entendu à mesure que les mois et que les années s'écoulent sans accidents et avec des Wassermann constamment négatifs. Or, des syphiligraphes de la plus grande valeur affirment d'une manière absolue que, depuis qu'ils emploient l'arsénobenzol dès l'apparition du chancre, ils n'ont jamais observé le moindre accident syphilitique chez des malades de cette catégorie.

Il est incontestable, d'autre part, que plus s'accroît le nombre de sujets ainsi traités dans les conditions que nous venons de spécifier et qui semblent rester définitivement indemnes, plus on a de raisons de croire qu'un sujet placé dans les mêmes conditions et traité de même restera lui aussi définitivement indemne.

Mais ce ne sont là, du moins encore, que des probabilités; ce ne sont pas encore des certitudes, et, dans une question aussi grave que celle qui nous occupe, a-t-on le droit de se laisser guider par des probabilités?

Et, en effet, voilà l'angoissante question dans toute son affolante obscurité! Quand peut-on être *sûr* que le sujet est guéri de son infection? Comment peut-on le savoir?

Dans l'état actuel de la science, il n'y a aucun moyen réellement sûr de savoir si oui ou non un syphilitique est complètement guéri. Une longue observation des faits cliniques nous avait permis, il y a quelques années, de poser les principes qui ressortent de la vaste enquête du D' Civatte, mais ces principes ne reposent que sur l'expérience acquise, nullement sur des bases vraiment scientifiques.

Actuellement encore des bases scientifiques permettant d'établir d'une manière absolue l'état de guérison d'un syphilitique nous font défaut. On ne pourra donc encore que s'appuyer sur une longue observation clinique pour édicter de nouvelles lois : mais on ne possédera cette expérience clinique que dans un certain nombre d'années.

3° *Parce qu'il est susceptible de reprendre la syphilis.*

Je me trompe : il existe un moyen de savoir si un syphilitique est guéri ; c'est de lui réinoculer du tréponème ; si l'inoculation est positive, c'est-à-dire s'il reprend la vérole, il y a de fortes présomptions de croire qu'il a été guéri de sa précédente infection.

Et les partisans du mariage précoce des syphilitiques triomphent de ce fait et nous disent : « Des sujets traités dès la période du chancre, avant l'éclosion de tout accident secondaire, n'ont vu paraître aucun symptôme d'infection ; leur Wassermann a toujours été négatif ; enfin, s'étant exposés à être contaminés, ils ont eu un nouveau chancre, puis un Wassermann positif, puis des accidents secondaires ; ils ont donc manifestement repris la syphilis. Il est, par suite, prouvé qu'ils ont été guéris radicalement de leur première infection par une forte série d'injections d'arsénobenzol. Il est donc logique d'admettre que d'autres sujets, se trouvant dans les mêmes conditions, traités de la même manière, n'ayant eu ni accidents d'infection généralisée, ni Wassermann positif, doivent eux aussi être complètement guéris, et dans ces conditions il est cruel et antiscientifique de ne pas leur permettre de se marier tout de suite. »

L'argument est de poids, nous en convenons. Il a une valeur telle qu'il a entraîné beaucoup de bons esprits.

Disons tout d'abord que d'autres bons esprits ont contesté la réalité des réinfections syphilitiques dont nous venons de parler. Que faut-il donc penser de ces réinfections ? Peuvent-elles réellement se produire ? Nous le croyons, après avoir bien étudié les faits qui ont été publiés, qui certes ne sont pas tous à l'abri de la critique, loin de là, mais qui constituent cependant un ensemble impressionnant. Certains d'entre eux, fort rares il est vrai, offrent toutes les garanties que l'on est en droit d'exiger, et doivent entraîner la conviction, à moins qu'on n'oppose, comme le faisaient les anciens syphiligraphes, une fin de non recevoir absolue à la réinfection syphilitique.

Donc nous croyons personnellement que la réinfection syphilitique est possible; nous croyons qu'un sujet atteint d'un chancre syphilitique, traité vigoureusement dès l'apparition de ce chancre, avant que l'infection générale ait eu le temps de se produire, peut guérir complètement de son infection, et par suite qu'il peut, s'exposant de nouveau à une contamination par le tréponème, être réinfecté par de nouveaux agents pathogènes de la syphilis.

Mais nous ne pensons pas que de ces faits exceptionnels on puisse encore tirer de grandes conséquences pratiques, et voici pourquoi.

De ce que certains sujets placés dans les circonstances que nous venons d'indiquer, ont pu reprendre la syphilis et par suite ont pu être guéris de leur première infection, est-on en droit de conclure que tous les sujets placés dans des conditions identiques seront eux aussi radicalement guéris? Logiquement, mathématiquement, oui sans doute, mais pratiquement, médicalement, en aucune façon.

Singulière manière de raisonner, nous dira-t-on! Evidemment oui, singulière manière de raisonner au point de vue strictement scientifique. Mais, on l'a dit depuis longtemps, la médecine n'est point une science exacte, et l'on ne peut, quand il s'agit de malades, raisonner comme s'il s'agissait d'une expérience de physique ou de chimie.

Est-on sûr que les conditions d'infection soient les mêmes dans tous les cas? Sait-on, quand on commence le traitement, si le tréponème est bien toujours uniquement cantonné au chancre, s'il a déjà envahi les ganglions, s'il les a dépassés? Que l'on relise, pour se faire une idée de la difficulté de cette première question, capitale cependant, tout ce qui a été écrit à propos de l'excision du chancre.

Je n'oublie pas que nous avons spécifié comme condition majeure de cette première hypothèse que le Wassermann n'a jamais été positif chez les sujets dont nous parlons; mais entre la période pendant laquelle le tréponème est exclusivement localisé au point d'inoculation, et celle qui coïncide avec l'apparition d'une réaction de Wassermann positive, il y a beaucoup de stades intermédiaires; et il est plus que probable qu'il n'est pas indifférent pour le succès de la médication de la commencer à l'un quelconque de ces stades qu'il est, à l'heure actuelle, à peu près impossible de préciser.

Est-on sûr que les conditions de réceptivité des terrains soient les mêmes? Sait-on si le médicament agit de la même manière, avec la même puissance, dans tous les cas? Malheureusement les réponses à ces dernières questions ne sont pas douteuses : on ne saurait inférer à ces points de vue de ce qui se passe chez un sujet à ce qui se passe chez d'autres sujets; toutes les nuances sont possibles — et les nuances ici ont une importance de premier ordre.

Nous ne pouvons donc avoir, à propos de la stérilisation totale de la syphilis traitée dès son début, que des probabilités, nulle certitude; et, nous ne saurions trop le répéter, cette certitude nous manquera tant que nous n'aurons pas le moyen précis de reconnaître scientifiquement si oui ou non un syphilitique donné est complètement guéri.

On voit donc que les arguments invoqués par les partisans du mariage précoce des syphilitiques, arguments qui paraissent irréfutables au premier abord, laissent encore prise à la discussion.

Quelle conduite devons-nous donc tenir?

Faut-il imposer à ces malheureux, qui sont peut-être guéris, les quatre ou six années d'attente que nous réclamions autrefois?

Reprenons les règles alors édictées d'un commun accord par la majorité des syphiligraphes, et basées sur la longue observation d'une infinité de cas.

Nous voyons que pour permettre à un syphilitique de se marier il fallait d'abord qu'il n'eût pas eu d'accidents syphilitiques depuis deux ans environ et que le traitement eût été suffisant. Voilà les conditions majeures, celles qui dominent toutes les autres. Car ces dernières : absence d'accidents graves, laps de temps de quatre à six ans depuis le début du chancre, etc., peuvent être considérées comme de simples conséquences des deux conditions capitales que nous venons de mettre en relief.

Partant de ces principes, étant donné qu'il y a de grandes chances pour que les traitements intensifs que l'on institue maintenant dès le début de la maladie atténuent fortement, peut-être même annihilent l'infection, nous pensons qu'on pourrait — provisoirement — s'en tenir aux conditions capitales que nous venons d'énoncer, c'est-à-dire :

1° Réclamer le traitement le plus intensif possible dès le début ;

2° A partir de la cessation de ce traitement, surveiller le malade : *a)* au point de vue de l'apparition d'accidents quelque légers qu'ils puissent être, *b)* au point de vue de son Wassermann; et si, au bout de deux ans, aucun accident n'a paru, si les Wassermann du sérum sanguin et du liquide céphalo-rachidien sont restés toujours négatifs, permettre le mariage au bout de ces deux années d'observation.

A cette ligne de conduite il y a une objection des plus sérieuses. Pour être bien sûrs de la guérison réelle de l'infection, après une forte série d'injections d'arsénobenzol faites dès l'apparition du chancre, nous demandons que le malade reste désormais sans traitement antisyphilitique, pour que, s'il n'est pas radicalement guéri, son Wassermann puisse devenir positif et décèle par suite l'existence de l'infection. Mais qui ne sait qu'en agissant ainsi on peut faire courir au sujet de sérieux dangers s'il n'est pas radicalement guéri? Evidemment il serait plus prudent de continuer à le traiter. Mais alors on se prive du bénéfice de la réaction de Wassermann pour démontrer la réalité de sa guérison. Et l'on peut redouter que, non guéri, malgré les médications successives qu'il aura subi, il puisse, une fois marié, deux ans seulement après son chancre, avoir un Wassermann positif et des accidents dès qu'il ne se traitera plus.

Certes il est plus prudent pour le malade de continuer à se traiter, bien que l'on pense qu'il ait été stérilisé par une première série d'injections, mais alors on a beaucoup moins le droit de le laisser se marier au bout des deux ans en le considérant comme guéri.

*Une autre manière de procéder serait à la fois plus prudente et plus rationnelle : ce serait de continuer à traiter ce malade d'une manière intensive pendant un an, puis de le mettre en observation sans traitement et de le laisser se marier si le Wassermann restait complètement négatif au bout de la troisième année ; et c'est ce que nous préférerions de beaucoup comme solution.*

Inutile d'ajouter qu'il est encore plus prudent de conseiller à ces syphilitiques, quand ils ne sont pas pressés de se marier, d'attendre, comme on l'exigeait autrefois, au moins quatre ans pour le faire, en continuant à se traiter d'une manière intensive la première année, assez intensive la deuxième année, très intermittente la troisième et la quatrième.

Abordons maintenant la deuxième hypothèse.

2ᵉ Hypothèse. — *Le malade n'a pas été soigné dès le début de l'infection et l'organisme est totalement infecté quand on commence le traitement.*

Est-il alors absolument impossible d'arriver à une guérison complète de la syphilis? Nous ne le pensons pas. Mais dans cette série de faits il est encore plus aléatoire que dans la série précédente de déclarer qu'un syphilitique, dont l'organisme tout entier a été imprégé, est définitivement et complètement guéri.

Nous croyons donc qu'il serait plus sage, dans ces cas, de s'en tenir aux règles anciennes, et encore sont-elles aggravées à l'heure actuelle par la question, si épineuse à résoudre, de la double réaction de Wassermann du sérum sanguin et du liquide céphalo-rachidien.

Il faut en effet, *théoriquement*, pour qu'on permette à un syphilitique de se marier, que les réactions de Wassermann soient devenues négatives chez lui, et non seulement qu'elles soient devenues momentanément négatives après une forte série de traitements, mais encore qu'elles se maintiennent négatives après une assez longue période de repos, et qu'ensuite il n'y ait pas de réactivation des Wassermann par une cure de traitement hydrargyrique ou par une injection d'arsénobenzol,

Voyons ce que ces diverses conditions à réaliser exigent en pratique.

Voici un syphilitique bien et dûment infecté, porteur d'accidents secondaires. On lui fait une forte série d'injections intra-veineuses d'arsénobenzol, puis, après un laps de temps de repos qui ne saurait, d'après nous, être inférieur à un mois, on lui fait du traitement hydrargyrique, ou bien si on ne veut le traiter que par l'arsénobenzol, on lui refait, à des intervalles qui varient suivant les auteurs, de nouvelles séries de ce produit. Nous admettons qu'on arrive ainsi rapidement à avoir chez lui des Wassermann négatifs. Est-on autorisé alors à suspendre la médication? Nous ne le pensons pas, car l'analyse des faits montre que fort souvent dans ces circonstances les Wassermann redeviennent positifs au bout d'un laps de temps variable. Il est donc, d'après nous, prudent de continuer le traitement antisyphilitique pendant un laps de temps qui nous paraît ne pouvoir guère être inférieur à deux ans. Après quoi, si les Wassermann sont bien négatifs, nous pensons qu'on est autorisé à suspendre la médication et à observer le malade. Si, au bout de deux à trois mois, les Wassermann redeviennent positifs, il faut recommencer le traitement pendant un an encore, puis, s'ils sont redevenus négatifs, on met de nouveau le malade en observation.

Si au bout de deux à trois mois de repos, à la fin de la deuxième année de traitement, les Wassermann restent négatifs, on attend encore trois mois sans rien faire, mais en observant le malade; si au bout de ce laps de temps les Wassermann redeviennent positifs, on recommence à faire un traitement sérieux d'un an environ. Si, au contraire, les Wassermann sont restés négatifs, on essaie de les réactiver en faisant une injection d'arsénobenzol; si, après cette injection, les Wassermann restent toujours négatifs, il y a de fortes chances pour que le malade soit guéri. On attendra cependant encore six mois pour lui refaire de nouveaux Wassermann, et si ces Wassermann restent complètement négatifs, nous pensons qu'après lui avoir fait subir une nouvelle série complète d'injections d'arsénobenzol, ou après lui avoir fait trois séries d'injections hydrargyriques solubles de douze injections chacune, séparées par dix-huit jours de repos, et après avoir fait un dernier Wassermann qui lui aussi doit être négatif, on pourra lui permettre de se marier, c'est-à-dire que dans le cas ultra-favorable que nous venons d'envisager, le malade ne pourra se marier au plus tôt qu'environ trois ans et demi ou quatre ans après le début de son infection.

Mais si les Wassermann réactivés (voir ci-dessus) redeviennent positifs, on doit refaire tout de suite au malade une nouvelle série intense de traitement; peut-être même serait-il plus prudent de lui en faire deux, après quoi on le mettra en observation, et on recommencera à faire, au bout de trois mois, puis de six mois, des Wassermann ; on les réactivera encore, et ainsi de suite, jusqu'à ce qu'on n'obtienne, après réactivation, que des Wassermann nettement négatifs, puis on agira comme ci-dessus. Mais alors on voit que le malade ne pourra guère se marier avant quatre ans et demi, cinq ans, plus encore, après le début du chancre.

Il est donc juste de déclarer que les nouvelles méthodes d'exploration ont singulièrement aggravé le pronostic de la syphilis au point de vue du mariage. Et je n'insiste pas sur leur caractère singulièrement peu pratique et fort dispendieux en dehors des centres scientifiques et des grands hôpitaux.

Nous n'avons pas à envisager en détail les autres cas qui peuvent se présenter. Qu'il nous suffise de dire en principe qu'on doit toujours, d'après nous, soigner un syphilitique dont l'organisme a été totalement infecté au moins pendant deux ans d'une manière intensive, quels que soient, chez lui, les résultats donnés par les Wassermann pendant cette période; puis, qu'on doit, quand c'est possible, procéder à des examens répétés des Wassermann chez lui d'après les principes que nous avons indiqués plus haut et qu'on ne doit lui permettre de se marier que lorsque les Wassermann seront restés négatifs chez lui après une période d'au moins six mois et mieux d'un an de repos sans traitement aucun et qu'ils seront restés négatifs après réactivation. En outre, avant la consommation du mariage, le malade devra se traiter de nouveau sérieusement par le mercure ou par l'arsénobenzol.

Quand il est impossible de pratiquer les Wassermann, on devra se conformer aux règles anciennement posées au point de vue du mariage des syphilitiques, en exigeant de cinq à six ans de traitement sérieux à partir de l'apparition du chancre.

Doit-on interdire totalement le mariage aux syphilitiques dont les Wassermann continuent à rester positifs malgré des traitements intensifs ou qui redeviennent constamment positifs après une période de repos ou après une réactivation ?

Disons, tout d'abord, que ces cas nous paraissent devoir être tout à fait exceptionnels. Nous n'en avons pas encore observé.

Nous croyons qu'il serait prudent et même nécessaire d'interdire le mariage à ces sujets pendant au moins six années après le début du chancre et cela d'une manière absolue. Pourquoi six ans, nous dira-t-on ? Parce qu'avant l'introduction de la réaction de Wassermann dans la pratique, l'observation patiente d'une énorme quantité de faits cliniques a prouvé qu'on pouvait, sans inconvénients, laisser se marier, au bout de cinq à six ans, un syphilitique qui avait été régulièrement traité et qui n'avait pas présenté d'accidents visibles de syphilis depuis deux ans au moins. Il est hors de doute qu'un certain nombre au moins de ceux que l'on a ainsi laissés se marier avaient, au moment de leur mariage, un Wassermann positif et ils ont pu, malgré cela, ne pas contaminer leur femme et avoir des enfants parfaitement sains et bien constitués.

Nous réclamons donc de six à huit ans au moins de traitement efficace chez ceux qui auraient un Wassermann constamment positif pour leur permettre de songer au mariage.

*Ils rentreraient dès lors dans la catégorie des syphilitiques anciens qui veulent se marier.*

3ᵉ Hypothèse. — *Il s'agit d'un syphilitique ancien qui veut se marier.*

Pour que ces syphilitiques anciens puissent se marier il faut, comme nous l'avons dit et répété, comme on l'a bien établi depuis longtemps, qu'ils ne présentent aucune tare tenant à la syphilis, ni leucoplasie, ni tabès, ni paralysie générale, qu'ils aient été bien soignés, qu'il y ait au moins deux ans qu'ils n'aient eu aucun accident, et qu'ils aient des Wassermann négatifs.

Mais si, toutes les autres conditions étant remplies, leur Wassermann restait positif, que devrait-on faire ?

Voici ce que nous écrivions à ce sujet en novembre 1912 :

« Les théoriciens actuels déclarent qu'il faut traiter le malade jusqu'à disparition complète de la réaction de Wassermann. Cela paraît logique au premier abord, mais, quand on va au fond des choses, on s'aperçoit que cette formule est bien décevante. Il est parfois difficile à la période tertiaire de rendre un Wassermann négatif, et, quand on y est arrivé, si l'on cesse la médication, le Wassermann peut redevenir positif, au bout d'un laps de temps plus ou moins long. Que fera-t-on dans ces cas ? Logiquement, il faudrait interdire tout mariage à ces malheureux. Il est évident que ce serait plus sûr. Mais est-on autorisé à le faire ? L'existence d'une réaction de Wassermann positive, chez un syphilitique ancien, parfaitement bien portant d'ailleurs, prouve-t-elle d'une manière certaine que ce syphilitique est dangereux pour sa femme et doit procréer des hérédo-syphilitiques ou tout au moins des tarés ? Nous ne le pensons pas, car nous avons trouvé des réactions de Wassermann très positives chez des sujets mariés qui avaient eu la syphilis avant leur mariage et dont les enfants étaient sains et parfaitement bien constitués.

« On le voit, le problème soulevé nous paraît à l'heure actuelle tout à fait insoluble. En attendant, nous ne pouvons porter qu'un jugement provisoire, en nous appuyant sur les données anciennes de la clinique. Il nous semble que nous ne sommes pas autorisés à interdire d'une manière formelle le mariage à ces anciens syphilitiques. Nous devons exiger d'eux un traitement sérieux, soit trois mois de traitement mercuriel ordinaire, comprenant 12 à 15 injections solubles par mois aux doses tolérées, soit une série d'injections intraveineuses d'arsénobenzol. Si après cette médication le Wassermann est devenu négatif, on mettra le malade en observation. Au bout de deux mois on refera un Wassermann; s'il est encore négatif on permettra le mariage après une nouvelle série de traitement analogue à la précédente. Si le Wassermann restait positif après la première série de traitement, on recommencerait une nouvelle série, et ainsi de suite, sauf intolérance, avec des intervalles de repos d'environ un mois et demi à deux mois pendant deux ans si c'est nécessaire. Au bout de deux ans de cette médication on permettrait le mariage ».

Inutile de répéter que tout ce qui précède ne peut être que provisoire.

CONCLUSIONS

Pour nous résumer, nous pensons :

1° Qu'on ne saurait interdire le mariage et la procréation d'une famille à tout individu qui a eu la syphilis;

2° Qu'on doit interdire le mariage à tout syphilitique qui n'a pas été bien soigné, qui a présenté depuis moins de deux ans des accidents syphilitiques nets, qui présente des tares sérieuses ou des affections graves dépendant de la syphilis ;

3° Qu'un syphilitique qui a été vigoureusement traité dès l'apparition de son chancre, qui n'a jamais eu d'accidents secondaires appréciables, qui a toujours eu des Wassermann négatifs, peut à la rigueur se marier avant l'expiration des délais autrefois exigés, à la condition d'être mis en surveillance pendant un laps de temps d'au moins deux ans;

4° Qu'un syphilitique qui a eu un Wassermann positif et des accidents d'infection secondaire, s'il veut se marier, doit tout d'abord se traiter très vigoureusement pendant au moins deux ans si ses Wassermann sont rapidement devenus complètement négatifs, sinon jusqu'à ce que ses Wassermann soient devenus complètement négatifs ;

Qu'il devra, en outre, pour pouvoir se marier, ne pas avoir eu d'accidents syphilitiques depuis deux ans au moins ;

Qu'il ne pourra se marier avant l'expiration des délais autrefois exigés que si, après deux ans de traitement très rigoureux, ses Wassermann sont négatifs et restent parfaitement négatifs, malgré des réactivations, pendant une période de surveillance d'au moins un an et demi ;

(Il ne pourra donc en aucun cas se marier que trois ans et demi ou quatre ans après l'apparition du chancre ;)

5° Qu'il est plus prudent, pour tout syphilitique qui a eu des accidents secondaires et des Wassermann positifs, de s'en tenir pour se marier *au moins* aux règles anciennement établies ;

6° Qu'il est également prudent de ne lui permettre de se marier que lorsque ses Wassermann seront devenus bien nettement négatifs, et resteront négatifs malgré une réactivation ;

7° Que cependant, dans certains cas exceptionnels, si un syphilitique qui aurait été vigoureusement et régulièrement traité, qui n'aurait eu depuis plus de deux ans aucun accident syphilitique, et qui serait arrivé au bout de la sixième année de sa contamination, continuait à avoir quand même un Wasserman positif, on pourrait, après lui avoir fait subir une médication sérieuse pendant deux ans encore, lui permettre de se marier bien que son Wassermann restât positif ou redevînt positif après une période de repos ou après une réactivation ; mais nous devons ajouter que ce ne sont là, pour le moment encore, que des hypothèses et que nous n'avons jamais encore observé de cas analogues.